BEI GRIN MACHT SICH IHR WISSEN BEZAHLT

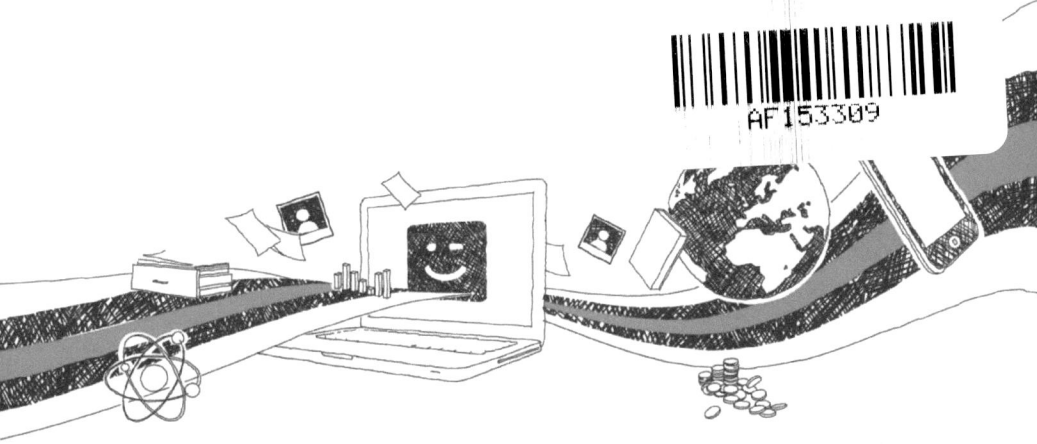

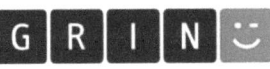

Störungen von Kommunikationsprozessen im Rahmen von Führungstätigkeiten in der Pflege wahrnehmen und intervenieren

Dennis Knobl

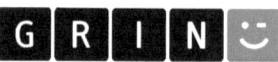

Bibliografische Information der Deutschen Nationalbibliothek:

Die Deutsche Nationalbibliothek verzeichnet diese Publikation in der Deutschen Nationalbibliografie; detaillierte bibliografische Daten sind im Internet über http://dnb.d-nb.de abrufbar.

ISBN: 9783346906724
Dieses Buch ist auch als E-Book erhältlich.

Druck und Bindung: Books on Demand GmbH, Norderstedt Germany
Gedruckt auf säurefreiem Papier aus verantwortungsvollen Quellen

Das vorliegende Werk wurde sorgfältig erarbeitet. Dennoch übernehmen Autoren und Verlag für die Richtigkeit von Angaben, Hinweisen, Links und Ratschlägen sowie eventuelle Druckfehler keine Haftung.

Das Buch bei GRIN: https://www.grin.com/document/1371668

Störungen von Kommunikationsprozessen im Rahmen von Führungstätigkeiten in der Pflege wahrnehmen und intervenieren

Hausarbeit im Schwerpunkt Leitung einer Pflege- und Funktionseinheit

Geschwister-Scholl-Schule Leutkirch

Fachschule für Weiterbildung in der Pflege

Vorgelegt von:

Knobl, Dennis

Ort, Datum: Kempten, 15.04.2023

Inhaltsverzeichnis

Abkürzungsverzeichnis

PDL	Pflegedienstleitung
WBL	Wohnbereichsleitung
MD	Medizinischer Dienst

1. Einleitung

In meinem Berufsalltag als stellvertretende Pflegedienstleitung in einem ambulanten Pflegedienst, ist eine meiner Haupttätigkeiten die Kommunikation und somit das Weiterleiten von Informationen in- und außerhalb des Pflegeteams. Ich habe hierbei immer wieder gemerkt, wie sich durch fehlerhafte Kommunikation Missverständnisse bilden, welche durch eine gewisse Vorerfahrung und Kenntnis über Kommunikationswege und Methoden, hätten vermieden werden können. Gerade wenn Informationen fehlerhaft weitergegeben werden, kommt es häufig zu Fehlern, die sich über den gesamten Arbeitsprozess erstrecken. Dies führt meistens zu einem hohen Arbeits- und Zeitaufwand, um die dadurch entstandenen Probleme zu lösen. Des Weiteren habe ich bemerkt, dass es immer wieder zu Konfliktsituationen aufgrund mangelhafter Kommunikation kommt. Dies wirkt sich merklich negativ auf die Motivation der Mitarbeiter aus, wodurch der Zusammenhalt im Team geschwächt wird.

Dies nahm ich als Anlass mich mit Kommunikationsprozessen vor dem Hintergrund der Führungstätigkeit intensiver zu befassen, um die Erkenntnisse aus meiner Recherche in meinen Berufsalltag einfließen lassen zu können. Gerade Führungskräfte in der Pflege sollten Kenntnisse und Fähigkeiten im Umgang mit Kommunikationsprozessen vorweisen können, da diese aufgrund ihrer Weisungsbefugnisse und Zuständigkeitsbereiche, umfangreichen Einfluss auf die Gesamtqualität der Arbeitsergebnisse haben.

Um mich mit der Thematik näher zu befassen habe ich eine Literaturrecherche bestehend aus Fachbüchern, Fachzeitschriften sowie Studien durchgeführt. Ich habe mich hierbei vor allem auf Standardwerke der Kommunikationspsychologie von in diesem Bereich anerkannten Psychologen befasst. Da dieses Feld der Psychologie sehr umfangreich an Erkenntnissen und verschiedenen Ansätzen ist, habe ich mich während meiner Recherche verstärkt auf praktisch anwendbare Modelle und Techniken fokussiert. Des Weiteren habe ich meinen Berufsalltag reflektiert und mich mit meiner eignen Kommunikation beschäftigt. Dabei habe ich versucht Rückschlüsse zu ziehen in welchen Situationen mir Kommunikation gelungen ist und wann es zu Störungen innerhalb dieses Prozesses gekommen ist.

Auf Grundlage meiner Recherche und Erfahrungen stellt sich mir die Frage: Wie können innerhalb der Führungstätigkeit Störungen in Kommunikationsprozessen frühzeitig erkannt und vermieden werden?

2. Beschreibung der Thematik

Innerhalb jeglicher Führungstätigkeit ist die Kommunikation eine der wichtigsten Kompetenzen in Bezug auf eine effektive Informationsweiterleitung. Nur durch das sichere Weiterleiten von Informationen wie z.B. einer Aufgabe oder Hinweis an einen Mitarbeiter, können Ziele innerhalb eines Teams erreicht werden.

Durch das natürliche Bedürfnis eines jeden Menschen sich mitzuteilen und den Erfahrungen, welche durch die Interaktion mit Mitmenschen gemacht wurde, liegt einem jeden von uns ein Grundgerüst von kommunikativen Fähigkeiten inne.

Unsere Kommunikation beschränkt sich dabei immer auf eine verbale sowie nonverbale Form. Durch unsere Sozialisierung sind beide der genannten Formen teilweise sehr individuell ausgeprägt.

Das Ziel einer jeden Kommunikation ist es eine Information zu übermitteln. Jedoch kommt es bei dieser Übermittlung immer wieder zu Störungen. Diese fördern Konfliktsituationen, welche durch einen professionellen und der Situation entsprechenden Austausch hätten vermieden werden können.

Es ist vor allem in Berufsfeldern, die stark von Teamarbeit abhängig sind, wichtig Konflikte zu vermeiden, da diese einen negativen Einfluss auf die Gesamtqualität der geleisteten Arbeit haben können. Gerade in Pflegeberufen ist ein sicherer Informationsfluss sowie eine solide Teamarbeit ohne starkes Konfliktpotenzial besonders wichtig, um die verantwortungsvolle und teilweise stark fordernde Arbeit leisten zu können.

Trotz allen Grundverständnisses von Kommunikation sowie der Behandlung der Thematik in der Berufsausbildung, kommt es immer wieder zu Störungen dieser. Meist liegen hierbei vor allem unbewusste Verhaltensmuster zugrunde, die den fehlerhaften Informationsaustausch begünstigen. Störungen von Kommunikationsprozessen gilt es in erster Linie zu vermeiden, sollten diese dennoch auftreten müssen sie rechtzeitig erkannt und adäquat gelöst werden.

3. Kommunikation

Der Begriff Kommunikation leitet sich vom lateinischen *„communicare"* ab und bedeutet so viel wie Mitteilung, etwas mitteilen, besprechen oder auch sich verbinden. Darunter wird der Prozess des Informationsaustausches zwischen zwei oder mehreren Individuen verstanden. Die Kommunikation beschränkt sich dabei nicht nur auf das reine Übermitteln einer Botschaft bzw. Information, ebenfalls spielen emotionale sowie soziale Aspekte bei jeder Interaktion eine wichtige Rolle (vgl. Bierhoff 2021). Kommunikation lässt sich in einen verbalen sowie einen nonverbalen Bereich untergliedern.

Vor allem in der Berufsfeld der Pflege, ist die Kommunikation ein zentraler Aspekt zur Weiterleitung von Informationen zwischen den pflegenden Personen. Insbesondere aber findet der kommunikative Austausch auch in jeder Pflegesituation mit den Patienten oder Bewohnern statt. Gleiches gilt für den Dialog mit Angehörigen der zu pflegenden Personen.

3.1. Verbale Kommunikation

Die verbale Kommunikation erfolgt über das Sprechen sowie über das Schreiben von Wörtern. Das gesprochene Wort wird dabei in der Regel paraverbal unterstützt, dies findet z.B. über die Lautstärke, den Tonfall oder auch über die Formulierung statt. Das Gesagte wird durch diese Ausdrucksformen unterstützt bzw. verstärkt. Dabei hat auch die Beziehung zwischen den Gesprächspartnern einen Einfluss auf den verbalen sowie paraverbalen Ausdruck. (vgl. I care - PflegeExamen KOMPAKT 2019: 55)

Als Beispiel wäre hier die Art der Kommunikationsweise innerhalb eines Gespräches mit einem Vorgesetzten, im Vergleich zu einem Familienmitglied anzuführen.

3.2. Nonverbale Kommunikation

Die nonverbale Kommunikation findet meist unbewusst statt. Das Gesagte wird durch die Körpersprache unterstrichen, sie weist auf das Befinden des Senders sowie auf die emotionale Einordnung der Information hin. Darunter fallen die Mimik und Gestik sowie auch die Körperhaltung. Aufgrund von z.B. kulturellen Unterschieden kann die Körpersprache jedoch nicht immer sicher gedeutet werden. Teilweise kann es hier zu Beurteilungsfehlern kommen. Ebenfalls ist zu beachten, dass sich die verbale und nonverbale Botschaft nicht immer überschneiden müssen. Unter Umständen können hier zwei vollständig gegensätzliche Botschaften vermittelt werden (vgl. I care - PflegeExamen KOMPAKT 2019: 55). Hierdurch können schnell Kommunikationsstörungen auftreten, da z.B. das Deuten einer Aussage bei gegensätzlicher Körpersprache teilweise stark erschwert sein kann.

4. Kommunikationspsychologische Modelle

In der Kommunikationspsychologie existieren eine Vielzahl an unterschiedlichen Modellen, die Kommunikationsprozesse beschreiben und erklären. Der Ansatz dieser Modelle ist es unsere Kommunikation möglichst greifbar abzubilden, um den zwischenmenschlichen Informationsaustausch vereinfacht wiederzugeben.

Im Folgenden werden zwei dieser Modelle erläutert, um diese im weiteren Verlauf in Bezug auf die Fragestellung einzubinden. Die Auswahl der beschriebenen Modelle begründet sich zum einen in der Verständlichkeit ihrer Methodik sowie die praktische Anwendbarkeit im beruflichen Alltag von Führungskräften.

4.1. Das Kommunikationsquadrat nach Schulz von Thun

Friedemann Schulz von Thun, geboren am 06. August 1944 in Soltau, ist ein deutscher Kommunikationswissenschaftler und Professor für Psychologie. Er ist Begründer einer humanistisch-systemischen Kommunikationspsychologie, welche vor allem in Europa durch die drei Bände „Miteinander reden" bekannt wurde. Hierbei gehört vor allem das Kommunikationsquadrat, auch bekannt als dass „Vier-Ohren-Prinzip" zu einem der Standards in Bezug auf Kommunikationslehre in schulischen Lehrplänen sowie berufsbezogenen Weiterbildungen. (vgl. Schulz von Thun - Schulz von Thun Institut o. D.)

Maßgebend für die Wahl dieses Kommunikationsmodells, ist die einfache Anwendbarkeit sowie die Möglichkeit der Selbstreflexion durch das Nachvollziehen und Prüfen des eigenen Kommunikationsverhaltens, anhand dieses Modells.

Innerhalb der Kommunikation sind immer ein Sender und ein Empfänger beteiligt. Die Botschaften, die der Sender verschickt, kommen bei dem Empfänger immer auf vier verschiedenen Ebenen an und werden dort interpretiert. Wenn die Botschaft beim Empfänger auf der Ebene ankommt, welche der Sender gemeint hat, ist die Kommunikation erfolgreich. Sollte dies nicht der Fall sein, sprich die Empfängerebene ist nicht die, die der Sender erreichen wollte, kommt es zu einer Kommunikationsstörung. (vgl. I care – Pflegeexamen Kompakt 2019: 55)

Das Modell des Kommunikationsquadrats enthält vier spezifische Aspekte der Kommunikation, welche in einem Quadrat abgebildet werden.

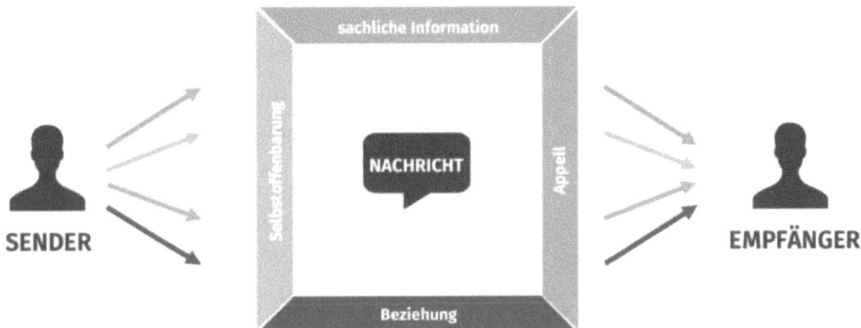

Abbildung 1: Kommunikationsquadrat nach Schulz von Thun

1. Sachinhalt: Die gesendete Nachricht enthält Sachinformationen, welche die sendende Person der empfangenden Person mitteilen möchte (vgl. Röhner/Schütz 2020: 32).

2. Selbstoffenbarung: Bei jedem Senden einer Information gibt der Sender auch etwas über sich selbst preis, das vom Empfänger wahrgenommen werden kann.

Dies kann zum einen gewollt sein z.B. in Bezug auf das eigene Auftreten, wenn versucht wird dem Empfänger Selbstsicherheit zu vermitteln. Ebenfalls kann jedoch auch eine ungewollte Selbstoffenbarung übermittelt werden z.B. durch Zittern oder einen unsicheren Tonfall aufgrund von Nervosität oder Unsicherheit. (vgl. Röhner/Schütz 2020: 32)

3. Beziehungsaussage: Das Verhältnis zueinander wird durch die Aussage deutlich. Die Art der Ansprache gibt Rückschlüsse auf das Beziehungsverhältnis in dem Sender und Empfänger stehen. Es bestehen klare Unterschiede im Stil der Aussage, wenn ein Familienmitglied angesprochen wird, im Vergleich zu einer fremden Person. (vgl. Röhner/Schütz 2020: 32)

4. Appell: Bei jeder gesendeten Information wird im Normalfall auch ein Appell übermittelt. Es wird grundsätzlich versucht den Empfänger der Nachricht dazu zu bringen, etwas zu tun oder etwas nicht zu tun. Ebenfalls kann dieser Appell auch an die Gefühle oder die Gedanken der Person gerichtet sein. (vgl. Röhner/Schütz 2020: 32)

Parallel zu den vier Aspekten einer Nachricht, zeigt „von Thun" auch jeweils vier „Ohren" auf, welche die gesendeten Informationen auf den verschiedenen Ebenen empfangen können.

1. Sachohr: Was ist der sachliche Inhalt der Information? Welchen Sachverhalt vermittelt der Sender mit seiner Botschaft? Wie ist der Sachverhalt zu interpretieren? (vgl. Röhner/Schütz 2020: 32)

2. Selbstoffenbarungsohr: Was gibt der Sender mit seiner Information über sich selbst preis? Was sagt die Botschaft über die Persönlichkeit des Senders aus? Welche Bedürfnisse äußert der Sender mit seiner Botschaft? (vgl. Röhner/Schütz 2020: 32)

3. Beziehungsohr: Wie geht der Sender mit dem Empfänger um? Wie ist die Art der Aussage in Bezug auf das reelle Beziehungsverhältnis mit dem Sender? Wie fühlt sich der Empfänger aufgrund der Botschaft des Senders? Welche Gefühle löst der Sender beim Empfänger mit seiner Nachricht aus? (vgl. Röhner/Schütz 2020: 32)

4. Appellohr: Was ist der Appell an den Empfänger? Was möchte der Sender konkret vom Empfänger? Welche Handlungsaufforderungen werden mit der Botschaft vermittelt? Ist der Appell bzw. die Aufforderung offen oder verdeckt in der Nachricht gesendet worden? (vgl. Röhner/Schütz 2020: 32)

Ein Beispiel für diese vielschichtige Kommunikation wäre eine Ampelsituation mit einem Paar, welches auf eine Kreuzung zu fährt. Der Mann ist in diesem Beispiel der Sender der zu seiner Frau, welche hierbei der Empfänger ist, sagt dass die Ampel grün sei. Diese Aussage kann von der Senderseite aus auf der Sachebene als reine Information, dass die Ampel grün sei, gemeint sein. Auf der Appellebene kann der Mann die Frau aufgefordert haben, dass sie losfahren solle. Vor dem Hintergrund der Beziehungsebene möchte der Mann unter Umständen aussagen, dass die Frau seine Hilfe benötigt. Auf der Selbstoffenbarungsebene gibt der Mann an, dass er vermutlich gestresst ist. (vgl. Von Thun 2013: 26ff)

Für die Frau auf der Empfänger Seite wird die Aussage auf der Sachebene genau so empfangen wie sie vom Sender bzw. dem Mann gemeint war. Sie versteht die reine Information, dass die Ampel grün ist. Auf der Appellebene nimmt die Frau auf, dass sie losfahren soll und dies vor allem zügig tun solle. Die Frau nimmt die Nachricht auf der Beziehungsebene möglicherweise negativ auf, in dem sie aus der Nachricht herausliest, dass der Mann sie für eine schlechte Autofahrerin hält. Bezüglich der Selbstoffenbarungsebene nimmt die Frau auf, dass der Mann womöglich genervt ist und endlich losfahren möchte. (vgl. Von Thun 2013: 26ff)

Zusammenfassend lässt sich mit Blick auf den Ansatz nach Schulz von Thun und dessen Kommunikationsquadrat sagen, dass eine Nachricht nur dann vollständig verstanden werden kann, wenn diese vom Empfänger auf allen vier Ebenen so aufgenommen wird, wie sie auch vom Sender gemeint war.

4.2. Transaktionsanalyse

Das Modell der Transaktionsanalyse wurde von dem Psychiater Eric Berne entwickelt. Die Kommunikation wird hierbei als Transaktion verstanden, bei der sogenannte Kommunikationseinheiten transferiert werden. Bei diesem Modell wird die Kommunikation zwischen zwei Menschen analysiert. (vgl. Caspar 2022)

Innerhalb der Transaktionsanalyse wird davon ausgegangen, dass die Menschen drei Zustände des „Ichs" haben. Diese sind das Eltern-Ich, das Erwachsenen-Ich sowie das Kind-Ich. Ausschlaggebend bei der Kommunikation ist der Ich-Zustand, welcher beim Austausch gerade im Vordergrund steht. (vgl. Caspar 2022)

4.2.1. Ich-Zustände

Im Folgenden werden die einzelnen „Ich-Zustände" der Transaktionsanalyse genauer erläutert.

Eltern-Ich

Das Eltern-Ich verhält sich kommunikativ wie ein Elternteil. Hierbei treten festgesetzte Werte und Normen der Person, während der Kommunikation in den Vordergrund (vgl. Ich-Zustände nach Eric Berne 2022).

Es wird zwischen einem kritischen Eltern-Ich und einem fürsorglichen Eltern-Ich unterschieden.

Das fürsorgliche Eltern-Ich weist in der Kommunikation ein umsorgendes bis teilweise bevormundendes Verhalten auf. Die Person verhält sich dabei wie ein Elternteil der sein Kind, z.B. vor einer Gefahr durch Fehlverhalten, beschützten möchte. (vgl. Ich-Zustände nach Eric Berne 2022)

Das kritische Eltern-Ich hingegen, weist ein genau gegenteiliges Verhalten auf. Sprache und Einstellung zum Gegenüber sind korrigierend bis hin zu belehrend. Das kritische Eltern-Ich agiert aus einer „höheren" Position auf das Gegenüber herab. (vgl. Ich-Zustände nach Eric Berne 2022)

Kind-Ich

Das Verhalten beim Kind-Ich zeichnet sich durch Spontanität aus. Man macht sich wenig Gedanken über die eigene Sprache. Die Kommunikation ist direkt und umgangssprachlich. Es wird hierbei zwischen den drei Grundtypen der Kind-Ichs unterschieden. Je nach Verhaltensart lässt sich zwischen dem natürlichen-, dem angepassten- sowie dem rebellischen Kind-Ich unterscheiden. (vgl. Ich-Zustände nach Eric Berne 2022)

Das natürliche Kind-Ich ist in der Kommunikationsweise direkt und frei. Hierbei werden eine gewisse Unbeschwertheit und Leichtigkeit ausgestrahlt. Probleme werden optimistisch betrachtet und auch so im Dialog mit anderen geäußert.

Des Weiteren weist das natürliche Kind-Ich auch eine verstärkte Spontanität auf, an Konsequenzen wird häufig erst spät oder gar nicht gedacht. (vgl. Ich-Zustände nach Eric Berne 2022)

Das angepasste Kind-Ich zeichnet sich durch eine unterwürfige Haltung aus. Die Sprache ordnet sich unter, Wiederworte werden nicht gegeben. Konflikte werden durch die angepasste Sprache zwar vermieden, jedoch stehen die Belange und Bedürfnisse der Person, die in der Haltung des angepassten Kind-Ichs agiert, immer hinten an. (vgl. Ich-Zustände nach Eric Berne 2022)

Das rebellische Kind-Ich ist in seiner Sprache trotzig. Die Kommunikation ist meist dagegen, die eigenen Standpunkte werden nicht verlassen und es besteht wenig Weitsicht über das Gespräch. Das rebellische Kind-Ich ist der Gegenpol zum angepassten Kind-Ich, es gibt Wiederworte und lässt sich nicht oder nur schwer von seinen Argumenten abringen. (vgl. Ich-Zustände nach Eric Berne 2022)

Erwachsenen-Ich

Das Erwachsenen-Ich zeichnet sich durch eine angemessene Sprache in Bezug auf die Situation aus. Die Kommunikation ist sachlich und unvoreingenommen. Bei diesem „Ich" werden aus allen Ich-Zuständen die geeigneten ausgewählt und diese entsprechend der Situation angewandt. Das Gespräch und das Gegenüber werden beim Erwachsenen-Ich analysiert. Die Sachlichkeit der Gesprächsführung geht darauf zurück, dass bei diesem Ich-Zustand wenig Emotionen in der Sprache und Entscheidungsfindung stattfinden. Diese könnten den Informationsfluss verändern und situationsgerechte Entscheidungen erschweren. (vgl. Ich-Zustände nach Eric Berne 2022)

5. Kommunikationsstörungen

Man spricht von Kommunikationsstörungen oder Misskommunikation, wenn die Nachricht des Senders beim Empfänger nicht die gewünschte Wirkung erzielt bzw. der Empfänger nicht erkennen kann, was der Sender kommunizieren wollte. Es lässt sich immer dann eine Kommunikationsstörung erkennen, wenn Sender und Empfänger nicht auf der gleichen Ebene kommunizieren. (vgl. What is Miscommunication? o. D.)

Diese Störungen können weitreichende Auswirkungen auf das Verstehen von wichtigen Informationen sowie auf das Umsetzten von Handlungsanweisungen haben. Gerade in der Pflege oder ähnlichen Berufsfeldern in denen schnelles Handeln und ein sicherer Informationsfluss essenziell sind, können Kommunikationsstörungen weitreichende Folgen auf die Qualität der Arbeitsergebnisse haben.

5.1. Ursachen für Kommunikationsstörungen

Kommunikationsstörungen entstehen hauptsächlich, wenn Sender und Empfänger unterschiedliche Seiten der Nachricht als Hauptbotschaft erkennen. Demnach wird die Information, die der Sprecher dem Zuhörenden übermitteln möchte, nicht verstanden und die Wirkung, die der Sender beim Empfänger erreichen wollte, tritt nicht ein. (vgl. I care - PflegeExamen KOMPAKT 2019: 57)

Dies liegt vor allem darin begründet, dass die Hauptbotschaften einer Nachricht nicht explizit ausgedrückt werden, sondern implizit in der Aussage mitvermittelt werden. Die impliziten Botschaften sind somit in der Nachricht zwar enthalten, jedoch durch Formulierung der Aussage verdeckt. Demnach muss der Empfänger die Nachricht korrekt entschlüsseln und interpretieren, was die explizite Botschaft ist. Hierbei kann es zu Fehlern bei der korrekten Interpretation kommen. Da man im Normalfall auf allen vier Ebenen gleichzeitig kommuniziert (siehe 4.1. Das Kommunikationsquadrat nach Schulz von Thun) ist dem Sender oft nicht bewusst, welche Seite der Nachricht er verstärkt betont und in welche Ebene er die Botschaft hauptsächlich implizit einbringt. Ebenfalls ist zu beachten auf welcher Ebene bzw. auf welchem „Ohr" der Empfänger verstärkt zuhört und die gesendete Information aufnimmt. (vgl. Von Thun 2010: 33)

Ein weiterer Auslöser für Kommunikationsstörungen ist das nicht übereinstimmen von verbalen Aussagen und nonverbalen Botschaften. Man spricht von einer kongruenten Nachricht, wenn die verbale und nonverbale Kommunikation dieselbe Nachricht vermitteln. Unterscheidet sich die verbale von der nonverbalen Äußerung, spricht man von einer inkongruenten Nachricht (vgl. I care - PflegeExamen KOMPAKT 2019: 55). Ein einfaches Beispiel ist hierbei die fehlende Mimik und Gestik bei verbal kommunizierter Freude. Dies kann aufgefasst werden, als würde sich der Sender nicht wirklich freuen, obwohl er dies unter Umständen tut. Dies würde dann zu einem Missverständnis aufgrund fehlender Übereinstimmung zwischen der verbalen und nonverbalen Kommunikation führen.

Die Sprache ist ein weiterer zentraler Aspekt für Kommunikationsstörungen. Dies bezieht sich auf Art und Umfang der vermittelten Information. Es muss darauf geachtet werden Gedanken oder auch Aufforderungen präzise zu formulieren und diese in sinnvollem Umfang dem Empfänger zu vermitteln. Häufig neigen weisungsbefugte Personen dazu Informationen und vor allem Arbeitsanweisungen übermäßig detailliert und zu umfangreich ihren Mitarbeitern zu übermitteln. Dadurch gehen die vordergründig wichtigen Informationen in der Menge der gesprochenen Inhalte unter und es kommt dazu, dass eine Anweisung nicht korrekt oder unvollständig ausgeführt wird. (vgl. altenpflegeschueler.de 2022)

Ebenfalls ist die Wortwahl bei der Kommunikation zu beachten. Durch ungenaue und mehrdeutige Aussagen sowie durch eine zu spezifische Sprache mit umfangreichen Fachbegriffen kann es zu Missverständnissen kommen. (vgl. altenpflegeschueler.de 2022)

Des Weiteren spielen kulturelle Unterschiede eine Rolle in der Wahrnehmung der Körpersprache. Der direkte Augenkontakt wird im europäischen und vor allem im deutschen Raum, als ein Zeichen von Aufmerksamkeit und Respekt angesehen. Hingegen in Ländern wie der Türkei sowie in Teilen des asiatischen Raums, wird der Blick eher etwas gesenkt. Der direkte Augenkontakt über längere Zeit, wird in diesen Kulturkreisen eher vermieden, da dies als unhöflich wahrgenommen werden könnte. (vgl. Interkulturelle Kommunikation o. D.)

5.2. Folgen von Kommunikationsstörungen

Weitestgehend alle in der Pflege tätigen Personen können umfangreich über die Folgen von fehlerhafter Kommunikation berichten, da gerade in diesem Berufsfeld der Austausch von Informationen essenziell ist. Dies gilt vor allem im Bereich der Führungsebene für PDLs und WBLs sowie auch in den Pflegeteams untereinander.

Die Hauptfolge von Kommunikationsstörungen bzw. schlechter Kommunikation sind Missverständnisse. Dies kann sich zum einen auf allgemeine Informationen sowie auf Arbeitsanweisungen beziehen.

Findet nur unzureichender Informationsfluss zwischen der PDL und dem Team sowie unter den einzelnen Teammitgliedern statt, resultiert dies meist in einer mangelhaften Arbeitsqualität. Wichtige Informationen, die relevant für die pflegerische Versorgung der Bewohner oder Patienten sind, können unter Umständen unvollständig oder fehlerhaft weitergegeben werden, was die Qualität der Pflege beeinträchtigt. Es besteht gerade in einem Berufsfeld wie der Pflege, die im direkten Zusammenhang mit der medizinischen Versorgung sowie dem Erhalt des gesundheitlichen Zustands von Menschen steht, eine hohe Gefahr für Folgeschäden durch unzureichende Informationsweiterleitung.

Bei der unkorrekten Umsetzung von Arbeitsanweisungen durch mangelhafte bzw. fehlerhafte Kommunikation kommt es ebenfalls zu Qualitätseinbußen in der Prozess- sowie Ergebnisqualität der Pflegeeinheit.

Eine weitere Folge von Störungen der Kommunikation ist das Entstehen von Konflikten. Diese entstehen immer dann, wenn unterschiedliche Interessen oder Ziele von verschiedenen Personen oder Gruppen aufeinandertreffen. (vgl. I care - PflegeExamen KOMPAKT 2019: 59)

Dies kann zum einen die Leitungsebene betreffen in Bezug auf einen Konflikt mit den Interessen des geleiteten Teams und den eigenen. Aber auch Pflegeteams untereinander weisen häufig ein erhöhtes Konfliktpotenzial auf z.B. im Hinblick auf bestimmte Pflegemaßnahmen, welche schon lange Jahre durch erfahrene Teammitglieder praktiziert werden, jedoch von Kollegen mit wenig Berufserfahrung dafür aber mit aktuellerem Wissenstand, als wissenschaftlich widerlegt angesehen werden.

Die Problematik der Kommunikationsstörungen wirkt sich auch auf die Motivation und Zufriedenheit der Mitarbeiter aus. Kommt es häufig zu Missverständnissen und Problemen, entsteht schnell Unzufriedenheit. Es kommt zu Frustration und Überforderung bei allen Beteiligten.

Gerade im Austausch zwischen Führungskräften und Mitarbeitern entsteht schnell ein erhöhtes Konfliktpotenzial. Dies resultiert häufig in einem „Gegeneinander" statt einem „Miteinander".

6. Lösungsansätze zur Vermeidung von Kommunikationsstörungen

Die Vermeidung von Kommunikationsstörungen kann auf mehrere Arten erfolgen. Diese umfassen zum einen das Verstehen der kommunikationspsychologischen Aspekte der Interaktionen sowie das Umsetzen von Erkenntnissen aus Kommunikationsmodellen. Des Weiteren dient die Reflexion des eigenen Sprechens sowie die Art des Umgangs mit Problemen und Konflikten, der Verbesserung der Kommunikation.

6.1. Anwendung des „Vier-Ohren-Prinzips" nach Schulz von Thun

Bei der Anwendung des Vier-Ohren-Prinzips bzw. des Kommunikationsquadrats nach Schulz von Thun, muss sich die Führungskraft mit ihrem eigenen Kommunikationsstil auseinandersetzten. Sie muss erkennen auf welcher Ebene sie primär mit ihren Mitarbeitern kommuniziert und wie die Botschaften von der anderen Seite empfangen werden. Vor allem die Empfängerseite hat großen Einfluss wie die Nachricht verstanden wird. Da die Führungskraft keinen Einfluss darauf hat mit welchem „Ohr" der Empfänger bzw. Mitarbeiter grundsätzlich verstärkt zuhört, kann sie hierbei nur mit dem Erkennen und Verstehen der Individualität des Gegenübers reagieren und daraus für den weiteren Kommunikationsverlauf lernen. Dies bedeutet sie muss sich bewusst machen welche Seite der Nachricht von ihren Mitarbeitern verstärkt empfangen und aufgenommen wird. Nur so kann sie ihre Nachricht demensprechend bilden und individuell ausgestalten, um ein Übereinstimmen der Ebenen hervorzurufen. Ihr Ziel ist es hierbei das vom Empfänger verstärkt genutzte „Ohr" zu berücksichtigen und ihre Botschaft dementsprechend zu senden.

Es ist dabei darauf zu achten die Botschaften nicht zu implizit in einer Nachricht zu „verstecken" sondern möglichst explizit zu äußern. Sie sollte versuchen ihre Anweisungen ohne Umschreibungen zu vermitteln.

Ein Beispiel ist hierbei das Vermeiden von negativen Gefühlen aufgrund eines „Versäumnis-Tadels". Beim Senden auf der Appellebene z.B. „Sie müssen noch Aufgabe XY" erledigen, wird häufig unbewusst oder auch ungewollt der Vorwurf vermittelt, dass diese Aufgabe eigentlich schon längst hätte erledigt werden sollen. Dies führt dazu, dass das einseitige Senden auf der Appellebene Gereiztheit bzw. negativen Emotionen beim Empfänger auslöst. (vgl. Von Thun 2013: 66)

Würde diese Nachricht stattdessen eher auf der Sachebene vermittelt werden, z.B. „Es muss noch Aufgabe XY erledigt werden, ich sehe Sie dafür am besten geeignet dies durchzuführen", ist die Botschaft klar für den Empfänger zu verstehen. Es muss bei einer Anweisung immer auch auf der Appellseite mitgesendet werden, um die Umsetzung der Anweisung zu erreichen, jedoch ist dabei die Art und Weise sowie die Gewichtung der einzelnen Ebenen zu berücksichtigen. (vgl. Von Thun 2013: 66)

6.2. Anwendung der Transaktionsanalyse nach Eric Berne

Um die Transaktionsanalyse nach Eric Berne im Alltag nutzen zu können, bedarf es einer Reflexion der eigenen Kommunikation. Es gilt sich bewusst zu machen welchen der „Ich-Zustände" man vermehrt nutzt und wie grundsätzlich damit in der eigenen Gesprächsführung agiert wird.

Häufig geht man davon aus, dass die eigene Kommunikation sachlich und an die Verhältnisse angepasst ist, jedoch tendieren vor allem Führungskräfte zu einem gewissen Verharren in einem der „Ich-Zustände", welcher meist Teil ihres charakterlichen Führungsstils ist. Ein Beispiel wäre hierbei ein Vorgesetzter, der immer von oben herab kritisierend und prüfend seinen Mitarbeitern begegnet. Dieser Vorgesetzte agiert aus dem kritischen Eltern-Ich heraus. Die Lösung ist hierbei nicht in das kommunikative Gegenteil zu verfallen, in diesem Fall das angepasste Kind-Ich, sondern eine sachliche Sprachebene zu finden, die dem Erwachsenen-Ich entspricht.

Es sollte in jeder Gesprächssituation darauf geachtet werden auf einer möglichst sachlichen Ebene, sprich dem Erwachsenen-Ich, mit seinem Gegenüber zu sprechen.

Das Bewusstmachen der eigenen Kommunikation kann durch die Auseinandersetzung mit den verschiedenen „Ich-Zuständen" sowie durch eine Reflexion nach Gesprächen stattfinden. Gerade fehlgeschlagene bzw. konfliktreiche Gesprächssituationen, eignen sich besonders um das eigene Handeln im Nachgang zu prüfen. Des Weiteren kann überprüft werden, ab wann sich der Dialog negativ entwickelt hat bzw. in welchem „Ich-Zustand" sich die Teilnehmer des Gesprächs in diesem Moment befunden haben.

6.3. Geeignete Sprache zur Vermeidung von Missverständnissen

Um Missverständnisse und Kommunikationsstörungen zu vermeiden, muss die Art der Sprache im Dialog berücksichtigt werden.

Die Sprache sollte verständlich und zielführend sein, dabei sollte die Wortwahl beachtet werden. Die Aussagen sollten klar und leicht verständlich sein, vor allem bei mehrschrittigen Arbeitsanweisungen. Es muss darauf geachtet werden den Umfang der vermittelten Informationen auf ein sinnvolles Maß zu beschränken, damit die relevanten Informationen der Nachricht nicht untergehen.

Des Weiteren sollten Aufforderungen nicht indirekt in eine Nachricht verpackt werden, sondern direkt kommuniziert werden. Ein Beispiel hierfür wäre, wenn eine PDL zu einer zuständigen Fachkraft sagt, dass schon lang keine Evaluation der Maßnahmenpläne durchgeführt wurde und der nächste MD-Besuch vermutlich bald sein wird. Die PDL sendet so eine Aufforderung, indirekt in eine Aussage verpackt. In diesem Fall vermittelt die PDL, dass die Pflegefachkraft doch bitte die Maßnahmenpläne zügig evaluieren sollte, da vermutlich der MD bald da sein wird. Die Aufforderung kann unter Umständen von der Pflegefachkraft nicht erkannt bzw. herausgelesen werden und wird demnach auch nicht sicher umgesetzt.

6.4. Zusammenfassung der Lösungsansätze

Das Kommunikationsquadrat nach Schulz von Thun kann genutzt werden in dem man versteht auf welchem „Ohr" der Empfänger eine Botschaft empfängt, und diese weiterverarbeitet. Mit diesem Verständnis kann die eigene Kommunikation angepasst werden. Es sollte versucht werden Botschaften im beruflichen Kontext möglichst auf der Sachebene zu senden. Dadurch kann vermieden werden, dass die Nachricht vom Empfänger verstärkt auf einer anderen Ebene bzw. auf einem anderen „Ohr" empfangen wird, wo sie nicht zielführend aufgenommen wird.

Bei der Transaktionsanalyse gilt es zu reflektieren, welcher „Ich-Zustand" von einem selbst und vom Gegenüber vermehrt genutzt wird. Es sollte versucht werden sich seines eigenen kommunikativen Charakters bewusst zu werden.

Zur Reflexion der eigenen Gesprächsführung eignen sich besonders Dialoge, bei denen es zu Kommunikationsstörungen oder Konflikten kam.

Das Ziel innerhalb der Kommunikation sollte sein, Dialoge möglichst sachlich zu führen. Dies kann erreicht werden in dem die am Gespräch beteiligten Parteien im „Erwachsenen-Ich" miteinander kommunizieren.

Die Sprache sollte zielführend und präzise sein. Arbeitsanweisungen müssen möglichst klar formuliert werden, der Umfang der übermittelten Informationen sollte sich diesbezüglich in einem sinnvollen Rahmen halten. Es sollte darauf geachtet werden Aufforderungen nicht indirekt in eine Nachricht zu verpacken, sondern diese transparent zu übermitteln.

7. Fazit der gewonnenen Erkenntnisse

In meiner Hausarbeit wollte ich aufzeigen, wie Störungen innerhalb von Kommunikationsprozessen, vor dem Hintergrund der Führungstätigkeit in der Pflege, sicher erkannt werden können. Des Weiteren habe ich aufgezeigt wie Kommunikationsstörungen und Missverständnisse vermieden werden können.

Kommunikation ist ein zentrales Element der Führungstätigkeit. Das Vermitteln von Informationen zu Koordinierung von Arbeitsprozessen, stellt eine der Hauptaufgaben einer Pflegedienstleitung dar. Die Kommunikation lässt sich im Allgemeinen in zwei Teilbereiche untergliedern. Zum einen die verbale Form des gesprochenen Wortes und die nonverbale Form, worunter man die Körpersprache versteht.

Wenn eine Botschaft beim Empfänger nicht die gewünschte Wirkung erzielt, die der Sender erreichen wollte, spricht man von Kommunikationsstörungen. Die Folgen von fehlerhafter Kommunikation sind gerade im Berufsfeld der Pflege im Hinblick auf die Arbeitsqualität weitreichend. Ebenfalls sind Einbußen der Motivation der Mitarbeiter durch Konflikte, welche aufgrund von mangelndem Kommunikationsverständnis entstehen, zu erkennen. Dies ist gerade vor dem Hintergrund der teilweise geringen Personalressourcen ein wichtiger Aspekt den es zu beachten gilt, um ggf. eine hohe Mitarbeiterfluktuation zu vermeiden.

Als mögliche Lösungsvariante und zum allgemeinen Verständnis der Psychologie der Kommunikation, habe ich zwei Kommunikationsmodelle erläutert. Meine Wahl fiel hierbei zum einen auf das „Vier-Ohren" Modell von Schulz von Thun, da dieses als eines der am weitesten verbreiteten Modelle gilt und umfangreiche Resonanz im Bereich der Kommunikationspsychologie aufweist. Des Weiteren habe ich die Transaktionsanalyse bzw. die darin enthaltenen „Ich-Zustände" von Eric Berne beschrieben. Diese sind vor allem im Bereich der Reflexion des eigenen kommunikativen Charakters sowie beim Analysieren von Konfliktsituationen von großem Nutzen.

Die „Ich-Zustände" weisen ein großes Maß an praktischer Anwendbarkeit im Alltag auf und können als verständliche und leicht umsetzbare Technik schnell an Mitarbeiter vermittelt werden. Das Wissen über Kommunikationsmodelle ist essenziell zur Vermeidung von Störungen in Gesprächen.

Wenn die Psychologie der Kommunikation in ihren Grundzügen, z.B. anhand von Modellen wie die nach Eric Berne und Schulz von Thun verstanden wird, kann dies dabei helfen den Dialog zu verbessern und Störungen hierbei zu vermeiden.

Es gilt jedoch zu beachten, dass der Nutzen dieser Modelle auch zu einem großen Teil vom Verhalten des Gegenübers abhängt. Für eine Führungskraft bzw. PDL ist das Wissen über solche Techniken natürlich von großem Vorteil, auch dann wenn ihre Gesprächspartner wenig Kenntnisse in diesen Bereichen aufweisen können. Es sollte jedoch beachtet werden, dass in solchen Fällen nur auf das entsprechende Verhalten des Gegenübers eingegangen und dieses besser verstanden werden kann. Zur sicheren Lösung und Vermeidung von Kommunikationsstörungen müssen beide Parteien Kenntnisse bzgl. dieser Modelle vorweisen können. Hierbei bieten sich Schulungen und Fortbildungen an, in denen die Führungskraft oder im besten Fall eine speziell dafür geschulte Person, Pflegeteams diese Techniken vermittelt.

Die sprachlichen Aspekte zur Vermeidung von Missverständnissen, können jederzeit im Alltag einfach und unkompliziert eingesetzt werden. Dieses Grundverständnis von Sprachgestaltung sollte bei Führungskräften fest verankert sein, um ihre kommunikativen Ziele zu erreichen.

Ich sehe persönlich für meinen Arbeitsalltag eine hohe Relevanz im Wissen über die allgemeine Kommunikationspsychologie, sowie deren Modelle. Aus meiner Sicht sollten Führungskräfte, vor allem in der Pflege, in diesen Bereichen verstärkt geschult und fortgebildet werden. Vor allem in der heutigen Zeit, vor dem Hintergrund des steigenden Fachkräftemangels und des wachsenden Bedarfs an Pflegepersonal, sollte ein gutes Betriebsklima hergestellt werden, um den stetig wachsenden Anforderungen des Berufsfeldes gerecht zu werden.

8. Literaturverzeichnis

Bücher, Zeitschriften:

- I care - PflegeExamen KOMPAKT (2019):
- Röhner, Jessica/Astrid Schütz (2020): Psychologie der Kommunikation, Springer.
- Von Thun, Friedemann Schulz (2010): Miteinander reden 1: Störungen und Klärungen: Allgemeine Psychologie der Kommunikation, Rowohlt Verlag GmbH.

Internet:

- Schulz von Thun - Schulz von Thun Institut (o. D.): [online] https://www.schulz-von-thun.de/f-schulz-von-thun [abgerufen am 05.03.2023].
- Das Kommunikationsquadrat - Schulz von Thun Institut (o. D.): [online] https://www.schulz-von-thun.de/die-modelle/das-kommunikationsquadrat [abgerufen am 05.03.2023].
- Bierhoff, Hans-Werner (2021): Kommunikation im Dorsch Lexikon der Psychologie, [online] https://dorsch.hogrefe.com/stichwort/kommunikation#search=aa5c8a2abf23382e8c2d0e3313fe3367&offset=1.
- Caspar, Franz (2022): Transaktionsanalyse im Dorsch Lexikon der Psychologie, [online] https://dorsch.hogrefe.com/stichwort/transaktionsanalyse [abgerufen am 10.03.2023].
- Ich-Zustände nach Eric Berne (2022): wirksam-kommunizieren.de, [online] https://wirksam-kommunizieren.de/ich-zustaende-nach-eric-berne/#ich-zustaende [abgerufen am 10.03.2023].
- What is Miscommunication? (o. D.): [online] https://tecfa.unige.ch/tecfa/research/cscps/Papers/Aaai96m3ws/node2.html [abgerufen am 11.03.2023].
- altenpflegeschueler.de (2022): Die richtige Gesprächsführung mit den Grundregeln erreichen, Pflege Wissen, [online] https://www.altenpflegeschueler.de/psychologie/gespraechsfuehrung/ [abgerufen am 21.03.2023].
- Interkulturelle Kommunikation (o. D.): Berlitz, [online] https://www.berlitz.com/de-de/blog/interkulturelle-kommunikation-mimik-gestik [abgerufen am 11.03.2023].

9. Abbildungsverzeichnis

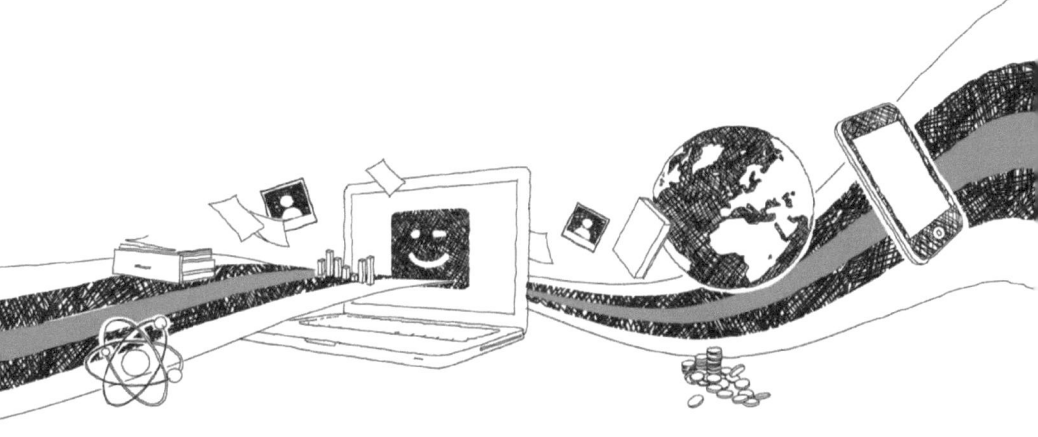
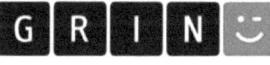